AF405050

DU PROTOBROMURE DE FER

DU

PROTOBROMURE DE FER

OU

RÉVOLUTION DANS LA THÉRAPEUTIQUE

DE LA

CHLOROSE

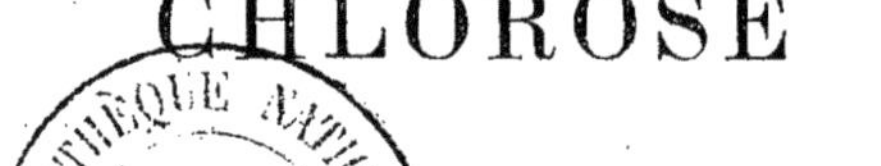

Les névralgies sont fréquentes dans la chlorose ;
d'après Trousseau, on les y observerait 19 fois
sur 20.

PAR

Le Docteur Francisque GARNIER

Lauréat de l'Académie de médecine de Paris et de la Société de médecine
de Lyon

Juillet 1874

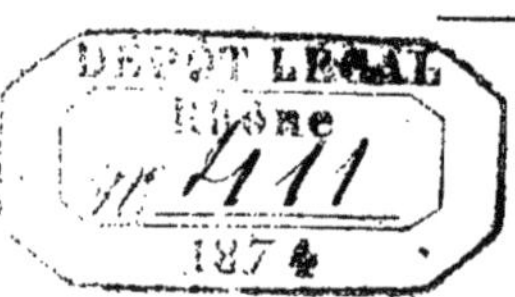

LYON

IMPRIMERIE D'AIMÉ VINGTRINIER

Rue de la Belle-Cordière, 14

1874

DU PROTOBROMURE DE FER

OU

RÉVOLUTION DANS LA THERAPEUTIQUE

DE

LA CHLOROSE

Est-ce un titre trop prétentieux pour un opuscule de quelques pages? Lisez-moi d'abord, je vous prie, et ensuite vous passerez dans mon camp avec armes et bagages, car il n'est retranché que par les efforts de la vérité ; aussi ses adeptes et ses amis y trouveront toujours facile accès.

Je veux ici combattre les anciens errements de la thérapeutique antichlorotique et établir très-carrément le champ clos où doit avoir lieu la lutte.

Ne vous attendez point à ce que je vous fasse l'histoire de la chlorose, d'autres avant moi l'ont tracée de main de maître, je ne veux donc point sous simple prétexte d'une note thérapeutique absorber vos précieux instants.

Les névralgies sont très-fréquentes dans la chlorose ; d'après TROUSSEAU, *on les y observerait* DIX-NEUF FOIS SUR VINGT.

N'est-ce pas là une indication toute posée par le grand et très-vénérable maître de la thérapeutique française? Pourquoi faut-il que lui-même, et tous nos confrères, aient si mal saisi le point culminant et essentiellement pratique d'une indication aussi franchement établie? N'est-ce point ici, dirait le docteur BURGRAEVE, que siége la *Dominante,* du traitement antichlorotique? Le *sanguis moderator nervorum* des anciens aurait-il complètement aveuglé les praticiens? On serait véritablement tenté de le croire, puisque van Swieten et Lieutaud ne voyaient dans la chlorose qu'une cachexie, Dupuy, une défibrination, Pujol une déferrugination; pour Rostan c'était une aglobulie, pour Piorry une hydrémie, pour Beau une polyhémie séreuse, pour Andral et Bouillaud une diminution, dans le sang, de la partie plastique et du fer; Ettmuller et Sauvages en faisaient une espèce d'ictérie, etc., etc. Et pourtant Sydenham, Morton, Hermann, Copland, Jolly, Brachet, Hoeffer, Putégnat et bien d'autres la font rentrer dans la grande classe des névroses.

Galien, Paul d'Egine n'y voient qu'une dysmenorrhée, Cullen et Bosquillon une aménorrhée. De là trois partis bien tranchés, les deux premiers la classent dans les maladies générales, les uns portant toute leur attention sur l'état pathognomonique du sang, les autres sur l'état pathologique du système nerveux. Pour les derniers la chlorose n'est plus qu'un simple symptôme d'une autre maladie.

Sans vouloir nous perdre en discussions, pour rechercher de quel côté se trouve réellement la vérité, avec Trousseau, je me permettrai de faire remarquer que puisque nous rencontrons les névralgies 95 fois sur 100 dans la chlorose, nous sommes donc forcés de considérer cette affection comme essentiellement nerveuse, quoique fortement liée, ainsi que le démontre le microscope et la chimie, à l'appauvrissement du sang, qui a perdu et sa matière colorante et son fer.

Mais si chez les différents auteurs qui ont traité cette question, il y a divergence dans la classification nosographique, il y a un accord parfait et une harmonie complète vis-à-vis de sa thérapeutique.

Tous se sont rejetés sur les nombreuses préparations martiales destinées à rendre au sang ses globules, sa plasticité, sa matière colorante et son fer. Mais avec quelle désinvolture? quel laisser aller? quelle insouciance?

Prenez n'importe quel auteur ayant fait la thérapeutique de la chlorose, traités *in extenso,* mémoires, thèses, etc., ne vous donnez point la peine de choisir, ils vous diront tous à l'unisson et d'une commune voix : Tous les ferrugineux sont bons et conviennent dans la chlorose. Cette affirmation qui au fond ne saurait être contredite, n'est-elle point trop absolue? Ne laisse-t-elle pas un choix, une sélection à faire pour le praticien qui veut sérieusement s'occuper de son malade? Comment nous sera-t-il permis de nous reconnaître, à travers une centaine et plus de produits martiaux lancés par la réclame plus ou moins bien justifiée de leurs effets merveilleux.

Or, parmi tous les ferrugineux quel est celui qui conviendra le mieux à votre malade? Ou si vous aimez mieux : une chlorotique étant donnée, quelle préparation martiale convient-il de lui administrer? N'allez point me dire, n'importe laquelle, car cette réponse ne saurait être reçue dans un langage franchement médical. Il est dans la chlorose, comme dans la plupart des maladies, des indications thérapeutiques spéciales, parfaitement caractérisées, qu'il nous faut bien savoir saisir.

Le véritable tact du praticien consiste justement à savoir faire son profit des diverses et nombreuses indications thérapeutiques que déroulent devant nous les divers phénomènes morbides concomitants de la maladie principale, surtout lorsqu'ils sont réellement caractéristiques. Généralement, nous agissons tous ainsi, lorsque nous nous trouvons face à face avec les divers éléments morbides que nous avons à combattre. Pourquoi alors n'en ferions-nous pas autant, avec la maladie qui nous occupe? Est-ce incurie? Serait-ce impuissance? Trousseau nous dit, et je le répète à satiété, que 19 fois sur 20, les phénomènes nerveux prédominent dans la chlorose. Pourquoi ne chercherions-nous pas dans la trop nombreuse série des produits martiaux, une préparation qui puisse plus spécialement que tous les autres ferrugineux, s'adresser à l'élément nerveux.

J'en étais là, en 1864, lorsque le bromure de potassium vint faire tant de bruit dans la matière médicale. Je songeai à la tentative infructueuse de Magendie sur le bromure de fer (1836).

« Si le bromure de potassium exerce une action, une action
« particulière élective, avec sédation sur le cœur, nous devions
« naturellement conclure que le bromure de fer devait jouir à peu
« près des mêmes qualités physiologiques, et que, si le premier
« avait le pouvoir de tempérer l'irritabilité nerveuse, le second
« devait nous fournir les mêmes résultats. Cette hypothèse toute
« gratuite fut très-heureusement justifiée, par les faits nombreux
« que nous avons eu à enregistrer, durant ces dix dernières
« années. La découverte de Balard donnait le brome , et non
« l'iode, ainsi que ne tardèrent point à le prouver les expé-
« riences cliniques. » Ce n'était pas un succédané de l'iode, ce
qui avait perverti les expérimentations de Magendie, au point de
faire échouer des tentatives qui, du reste, ne furent que momen-
tanées, c'était bien un élément nouveau qui allait entrer de plain-
pied dans le domaine de la thérapeutique. Car, « entre le proto-
« bromure de fer et le proto-iodure de fer, la différence est aussi
« considérable qu'entre l'iode et le brome. » (Voir *Lyon Médical*,
12 avril 1874, pages 480 et suivantes : *De la chlorose en général
et du protobromure de fer en particulier*, par MM. le docteur
Francisque Garnier et Prince, pharmacien) (1).

Du reste, les expériences ont été faites sur le bromure de potassium et l'iodure de potassium; ces deux sels agissent d'une
manière bien distincte, ce qui prouve très-amplement que ce n'est
point le potassium qui est l'élément thérapeutique, mais bien le
brome ou l'iode, quoique prétende M. Binz, lequel aurait une forte
tendance à mettre sur le compte du potassium tous les effets produits par ces deux sels, comme s'ils agissaient d'une manière tout
à fait similaire. Nous savons tous que l'iodure de potassium, ainsi
que toutes les préparations iodées, amène l'émaciation de l'individu qui en fait un usage prolongé, et que le bromure de potassium
(*Gubler*), au contraire engraisse, que le premier est un fondant

---

(1) Voir le *Bulletin général de Thérapeutique*, n° du 30 juin 1874, p. 555.

par excellence, et que le second n'a jamais rien produit de pareil.

La pratique journalière n'a jamais rien trouvé, ni dans le nitrate, ni dans le chlorate, ni dans aucun autre sel de potasse, qui puisse faire attribuer au potassium la moindre vertu hypnotique. Pourquoi alors ne pas vouloir attribuer au brome ce qui est au brome ?

Mais pourquoi le brome a-t-il cette puissance hypnotique ? Je l'ignore, il nous faudrait un nouveau Molière pour nous l'expliquer aussi bien que *la vertu dormitive de l'opium*. Il n'assomme pas le patient comme l'opium, c'est réel, mais dire qu'il n'amène pas le calme, en tempérant la surexcitabilité nerveuse, en exerçant sur l'axe cérébro-spinal une action particulière avec sédation sur le cœur, ce serait vouloir nier l'évidence. Les expériences du laboratoire peuvent renverser les expériences de la clinique, mais combien de fois n'avons-nous pas vu les faits contraires et diamétralement opposés se produire ; c'est-à-dire, que les faits cliniques sont venus complètement bouleverser et détruire les faits les mieux établis et les mieux prouvés par les travaux du laboratoire. En effet, il s'agit ici de deux choses bien distinctes : expériences sur l'individu sain, expériences sur l'individu malade. Les conditions n'étant plus les mêmes, le résultat ne saurait être identique.

Outre la première indication posée par Trousseau et Pidoux dans leur très-remarquable travail sur le fer, et qui n'a jamais été remplie directement par aucun médecin, du moins que je sache, jusqu'à ce jour, nous trouvons deux autres indications nettement définies :

1º Tout traitement antichlorotique doit débuter par les préparations martiales insolubles ;

2º Toutes les fois qu'il y a tendance à la phthisie, on doit s'abstenir des produits martiaux.

Or, que rencontrons-nous chez la plupart de nos chlorotiques ? Une dyspepsie généralement très-prononcée. Ce n'est donc point logique de fournir à un estomac qui ne sait plus, qui ne peut plus digérer, des préparations insolubles. Je crois fermement à l'existence du suc gastrique, mais en bonne vérité, étant altéré par un état morbide, comment saura-t-il se comporter, vis-à-vis d'un produit réputé insoluble ? Ne sera-t-il pas alors presque inassimilable ? La digestion stomacale n'est-elle pas dans ces cas plutôt alcaline qu'acide ? Ce qui tendrait à le prouver, c'est la tendance presque invincible de ces malades à se jeter de préférence sur les fruits verts ou acides et toutes les préparations culinaires acidulées. Dans cette perversion spéciale du goût de nos malades, nous devons encore, avec mon regrettable ami le docteur Ph. Beroud, médecin de l'Hôtel-Dieu de Saint-Étienne, « y voir l'aberration « des fonctions du système nerveux, qui ont pour objet les « appétences et les désirs organiques et instinctifs. »

L'alcalinité du suc gastrique ne saurait-elle expliquer ces phénomènes de la surexcitabilité nerveuse ? Dans tous les cas, comment voulez-vous que se comporte le suc gastrique alcalin vis-à-vis des préparations martiales insolubles ? Insolubles elles ont été ingurgitées, insolubles elles seront rejetées.

Pour moi, l'indication si nette de Trousseau serait donc, dans la majorité des cas, presque une hérésie médicale, dont il est temps de faire justice.

Quant à la contre-indication de l'emploi des ferrugineux dans les cas de tendance à la phthisie, je la rejette avec beaucoup d'autres praticiens, faisant avec eux toutes mes réserves pour les tuberculoses confirmées (2e et 3e degré).

Nulle part, n'ayant vu poser d'autres indications, ne semble-t-il pas logique et naturel de chercher à placer des jalons qui permettront de guider nos efforts thérapeuthiques, et de ne plus dire dorénavant : Voici un chlorotique, donnons-lui le premier ferrugineux qui se trouvera de tomber sous notre plume. Tous les ferrugineux guérissent, je vous le concède, mais plus ou moins bien, plus ou moins vite, et surtout avec une méthode plus ou moins bien appropriée et justifiée. Lorsque les digestions de nos chlorotiques seront alcalines, bannissons d'abord toutes les préparations insolubles, qui ne sont qu'une surcharge inutile pour messire Gaster. Nous n'avons pas à faire à des casoars ni à des autruches. Le gésier n'existe pas dans l'espèce humaine. Donnons plutôt des sels solubles sous telle ou telle autre forme, mais ayons garde d'oublier les autres enseignements que doivent nous fournir les données thérapeuthiques. Dans certaines chloroses, rejetons-nous sur l'iodure de fer, parce que nous connaissons tous la valeur des préparations iodées dans les constitutions strumeuses. Il en sera de même pour la chlorose syphilitique de Ricord. Mais dix-neuf fois sur vingt, nous devons donner la préférence au **protobromure de fer** qui agit alors comme sédatif à l'instar du bromure de potassium, c'est-à-dire en calmant l'éréthisme nerveux et les syncopes nerveuses, qui, d'après Sée, ont très-probablement pour cause une insuffisance du bulbe par le sang pauvre en oxygène. Sans plus avoir recours à la digitale, il fait cesser les désordres du côté du cœur, il impose *une trève à cette anarchie complète dans le rythme*, que Bouillaud a si bien caractérisée par les mots de *véritable folie du cœur*, et, par un heureux contre-coup, il met fin à toute dyspnée, toute anhélation, symptômes presque toujours concomitants des palpitations nerveuses.

Lorsque la gastralgie tiendra à l'aberration des fonctions du système nerveux, ou que la chlorose sera engendrée par des troubles nerveux ou qu'elle s'accompagnera de névralgies faciales, intercostales, lombo-abdominales, etc., ou bien encore d'hystérie hypochondrie ou d'une autre perversion de l'intelligence, c'est encore au **protobromure de fer**, que je préconise, que nous devons avoir recours. Il en sera de même dans l'aménorrhée, la dysménorhée, si cet état morbide est encore lié à l'éréthisme nerveux.

Mais si au contraire nous avons à faire à une chlorotique dont les règles soient surabondantes et très-fréquemment répétées, c'est-à-dire s'il y a polyménorrhée ou que le retour des menstrues soit plus rapproché que dans l'état normal ou habituel, gardons-nous bien d'employer le protobromure de fer; donnons la préférence au perchlorure et protochlorure, qui agiront plus promptement et éviteront ce qu'on pourrait appeler la chlorose galopante.

S'il y a de la toux, une prédisposition particulière à la phthisie (phthisis nervosa de Morton), si cette toux ne s'accompagne d'aucune expectoration et que la percussion et l'auscultation ne démontrent nulle part, dans les organes pulmonaires, les lésions caractéristiques de la tuberculose passée au deuxième ou troisième degré, malgré l'anathème de Trousseau, n'hésitez pas à administrer les produits martiaux, et, de préférence à tout autre, le protobrumure de fer, et vous aurez, comme moi, le bonheur de voir le processus morbide complètement enrayé.

Sans vouloir faire du protobromure de fer une panacée antichlorotique, on ne peut s'empêcher de reconnaître que son emploi se trouve justifié dix-neuf fois sur vingt, par le fait de la surexcitation nerveuse de nos chloroses.

Comment faut-il employer cette nouvelle préparation? après des tâtonnements inévitables et inhérents à l'usage d'un remède, sinon nouveau, du moins complètement rénové, voici, après dix ans de tentatives et d'essais, le point où nous nous sommes arrêtés avec le concours de M. Prince, pharmacien, auquel j'ai donné mon idée pour pouvoir chimiquement la conduire à bonne fin.

Prenant le protobromure du commerce, nous avons vu que, sous prétexte de le rendre anhydre, on le chauffait trop, et que pour le conserver plus facilement on en faisait un sesquibromure. Nous avons donc été obligés de le fabriquer de toute pièce, et ce n'est pas sans danger, car le brome est d'un emploi et d'un maniement difficiles. Nous avons obtenu non plus un sel rougeâtre comme celui du commerce, mais un sel d'une coloration verte, comme nous le retrouvons dans la plus part des protosels de fer, formant de magnifiques cristaux émeraude.

C'est cette première préparation qui a servi de base à toutes les autres.

De là nous sommes partis pour confectionner des pilules à base d'extrait de gentiane, car les amers sont toujours préconisés dans la chlorose et facilitent singulièrement la digestion stomacàle. Nous nous sommes contentés de toluifier nos pilules et bien gardés de les argenter et encore moins de les dragéifier, parce que ces deux méthodes sont vicieuses au dernier chef et que, la plupart du temps, sous l'influence de l'argentation ou de la dragéification, on les met entièrement à l'abri du suc gastrique ; aussi, pour peu que leur fabrication soit ancienne, ces pilules argentées, dragéifiées, qui flattent tant les yeux, font une concurrence déloyale aux noyaux de cerise. De sorte que si la malade a pris du fer, aucune parcelle de la préparation martiale n'a été absorbée et encore moins assimilée.

Notre **sirop de protobromure de fer** a été préparé en nous basant sur la formule du docteur Dupasquier pour le proto-iodure de fer. Nous l'avons associé aux principes *amers de l'écorce d'orange*, puis aux principes toniques du *quinquina*, et nous en avons préparé un autre au **protobromure de fer** simple.

Celui préparé au quina ne serait peut être pas dépourvu d'une certaine puissance hémostatique, son astringence est telle que cela me le fait pressentir, il n'a donc pas dit son dernier mot.

Nous avions fait des pastilles avec le protobromure de fer, mais la coloration noirâtre qu'elles impriment à l'émail des dents, n'a pas tardé à nous les faire rejeter.

Chacune de nos pilules renferme 75 milligrammes de **proto-bromure de fer**, nous en donnons généralement 3 à 4 par jour à l'heure du repas. Leur assimilation est ainsi grandement facilitée, sans imprimer la moindre fatigue à l'estomac. Elles sont réellement apéritives par le fait de la gentiane qu'elles contiennent, et c'est peut-être à cette addition qu'est dû un phénomène très-important à noter, c'est qu'elles n'amènent jamais ni la constipation, ni la diarrhée. Elles ont en outre l'avantage très-remarquable de n'avoir pas besoin, pour obtenir une cure, d'être prescrites à des doses massives de huit à dix pilules par jour, comme on est obligé de le faire pour certaines préparations martiales.

La cuillère à soupe de sirop contient dix centigrammes de notre protosel, nous le donnons sous une des trois formes que nous avons indiquées, suivant les circonstances et le goût des malades, nous le réservons pour les personnes qui refusent les pilules.

L'amélioration se fait sentir à la fin du deuxième septennaire et du troisième au plus. J'ai très-rarement été obligé de pousser le traitement au-delà d'un mois ; pourtant j'ai fait porter le nombre des pilules à cent par flacon pour assurer d'une manière positive la guérison. Notre nouvelle préparation n'évite, pas plus que les autres ferrugineux, les rechutes ; elle guérit plus vite et calme plus rapidement que tous les autres la surexcitation nerveuse, c'est là son mérite.

Inutile d'ajouter à tout ce que nous venons de dire, qu'il faut en même temps surveiller le régime, prescrire les viandes noires peu cuites surtout, saignantes et grillées ; défendre crudités, salaisons, épices, préconiser entre les repas la potion alcoolique du professeur Fuster (deux cuillerées de bon cognac dans une verrée d'eau sucrée), arroser la nourriture de vin généreux et ne pas craindre après les repas, ainsi que le matin à jeun, de faire prendre un vin de quina tonique et reconstituant.